Fritz Katz
Bertram Dittmar
Heinz Klement

Alkoholismus — Hilfe ist möglich

Helfen und Heilen 2

Fritz Katz
Bertram Dittmar
Heinz Klement

Alkoholismus – Hilfe ist möglich

Ursachen – Auswirkungen – Fragen an die Gesellschaft

Blaukreuz-Verlag Wuppertal-Barmen
Blaukreuz-Verlag Bern

Die Verfasser:
Fritz Katz, Fachreferent für Alkoholismus
Bertram Dittmar, Diplom-Psychologe
Heinz Klement, Blaukreuz-Sekretär

ISBN 3 920106 00 8 Blaukreuz-Verlag Wuppertal-Barmen
ISBN 3 85580 052 9 Blaukreuz-Verlag Bern

Gestaltung des Umschlages und Illustrationen:
Heinz Giebeler, Stuttgart
Druck: St.-Johannis-Druckerei C. Schweickhardt, D-763 Lahr
14209/1975

Inhalt

Vorwort

In der allgemeinen Beurteilung des Alkoholismus ist in den letzten Jahrzehnten eine wesentliche Veränderung eingetreten. Während früher die Allgemeinheit dem Süchtigen gegenüber weithin mit Ablehnung und Verständnislosigkeit begegnete, findet sich heute oftmals Aufgeschlossenheit und Hilfsbereitschaft.
Diejenigen, die sich näher mit den Erscheinungen eines Suchtgeschehens beschäftigen, erkennen bald, daß mit Hilfsbereitschaft allein nicht viel zu erreichen ist. Immer deutlicher wird das Verlangen nach allgemein verständlicher und vorurteilsfreier Information über die rätselhaften Vorgänge beim Suchtkranken und über die Möglichkeiten der Hilfe.
In diesem zweiten Band der Reihe „Helfen und Heilen" werden durch Kurzbeiträge verschiedene Gesichtspunkte des Problemkreises „Alkoholismus" beleuchtet. Die vielgestaltigen und vielschichtigen Ursachen der Sucht und ihre oft so verhängnisvollen Auswirkungen werden von Praktikern der Suchtkrankenarbeit allgemeinverständlich aufgezeigt.
Wir sind überzeugt, daß diese Darstellungen geeignet sind, Verständnis für Suchtkranke zu wecken und zu wirksamen Hilfeleistungen zu aktivieren.

Die herausgebenden Verlage

I Zur Einführung

Bertram Dittmar

Familie in der Auflösung

In unseren Tagen hören wir viel vom drohenden Zerfall der Familie. Viele beklagen das Fehlen der Autorität der älteren Generation gegenüber der jüngeren. Man liest auch von hohen Scheidungsziffern, von zunehmenden Erziehungsschwierigkeiten und von seelischen Störungen bei Kindern, die als Auswirkung des gestörten Familienlebens erkannt werden. Das ist weithin die familiäre Situation von heute.

Zum Verständnis dieser Situation muß die Entwicklung der letzten 200 Jahre berücksichtigt werden. Damals lebte 80 % der Bevölkerung auf dem Land, zwei Drittel der Bevölkerung war in der Landwirtschaft tätig. Es gab seinerzeit keine Eisenbahn, keine Industriezentren wie heute, kein elektrisches Licht. Das Leben verlief stetig und gleichförmig. Glaube, Sitte, Brauchtum und Gewohnheiten ergaben weitgehend die Lebensregeln. Es gab noch kaum eine freie Berufswahl. Der Junge übernahm meistens den Beruf des Vaters. Der Aufbau von Staat und Wirtschaft war der Familie nachgebildet. Ein Großteil der Bevölkerung lebte in patriarchalischen Großfamilien mit einem Familienoberhaupt, dessen Meinung in der Regel akzeptiert wurde.

Bedenken wir auch, daß die Großfamilie den Lebensunterhalt für den einzelnen, die Pflege von Kranken und Alten, die Erziehung und Berufsausbildung der Nachkommen gewährleistete. Der einzelne war in seiner Familie, in seiner Sippe daheim und aufgehoben, aber auch von ihr oft ganz abhängig. Die Lebensverhältnisse änderten sich von einer Generation zur anderen nur wenig. Ein Kind wurde auf sein zukünftiges Erwachsensein vorbereitet, indem es die bestehenden Lebensformen und Lebensinhalte kennenlernte und annähernd gleich erzogen wurde, wie seine Eltern einst von ihren Eltern erzogen worden waren. Mit den Eltern teilten sich die Großeltern und andere Verwandte in die Pflege und Erziehung der Kleinen.

Die Situation der Kleinfamilie in unserer heutigen Industriegesellschaft ist völlig anders. Seit den letzten Jahrzehnten ist unser Leben zunehmend starken Wandlungen unterworfen. In den vergangenen 50 Jahren sind mehr Erfindungen gemacht worden, die das tägliche Leben verändern, als vorher in vielen hundert Jahren zusammen.

Infolge der Technisierung müssen wir uns stets einer neuen Lebenssituation anpassen. Staat, Industriebetriebe, Krankenkassen, Versicherungsträger übernehmen die früher von der Großfamilie getragenen Leistungen, z. B. Berufsausbildung, Sorge für das Alter und Krankheit.

Uns scheint wichtig, darauf hinzuweisen, daß das Kind in der Kleinfamilie weniger Beziehungspersonen hat als früher in der Großfamilie. Auch ist der Vater – berufsbedingt – den ganzen Tag von der Familie getrennt. Das Alleinstehen in der Erziehung überfordert sehr viele Mütter. Hinzu kommt, daß viele junge Ehepaare, die ihren Kindern die bestmögliche Erziehung geben wollen, für sich selbst den geeigneten Lebensstil noch suchen. Das schafft Unsicherheit, um so mehr als die Eltern ja nicht wissen, auf was für eine Welt hin sie die Kinder erziehen sollen. Sie wissen nicht,

Versagen — Enttäuschung — Sucht

Der Vater des Alkoholikers war ein Mann mit Grundsätzen. Alle in der Familie mußten sich seinem Willen beugen.

(zu Text S. 19)

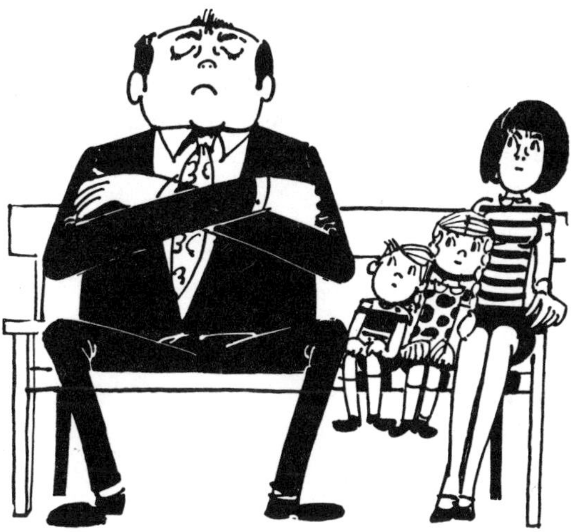

unter welchen Verhältnissen ihre Kinder dereinst leben werden.
Wir müssen uns heute nachdrücklich bewußt machen: Verunsicherte Eltern können keine echte Autorität entwickeln. Verunsicherte Kinder entwickeln zu früh ihre eigene Lebenshaltung und geraten dadurch nicht selten auch in verschiedenartige Suchtbindungen.
Es ist aber nicht so sehr der Verzicht auf Tradition und Sitte, was den Familienzusammenhalt und darüber hinaus das menschliche Zusammenleben gefährdet. Entscheidend ist, daß Gott als Herr des Lebens bei vielen heute nicht mehr als höchste Autorität geachtet wird. Echte Autorität ist unentbehrlich. Sie beinhaltet das Verhältnis zwischen einem, der mehr hat an Wissen und Erfahrung, an Geduld und Güte, zu einem, der weniger hat. Wenn wir den Heranwachsenden dieses „Mehrhaben" in Liebe geben, werden wir – ohne fordern zu müssen – Vertrauen und Anerkennung erhalten.

II Ursachen - Auswirkungen - Hilfen

Fritz Katz

Gefährdung durch den Alkohol

Kann man überhaupt von einer Gefährdung durch den Alkohol sprechen? Menschliche Schicksale lassen sich nicht in Statistiken ausdrücken; dennoch können Zahlen hier einiges aussagen. Ca. 40 %* aller Verkehrsunfälle mit Todesfolge werden von Alkoholbeeinflußten verursacht. 60 % aller Verbrechen in Westdeutschland geschehen unter Alkoholeinfluß, wobei zu beachten ist, daß diese meist nicht von Alkoholikern ausgeübt werden, sondern von Nichtsüchtigen, die sich zu solchen Taten Mut angetrunken hatten. — Kaum erfaßbar sind die organischen und seelischen Schäden, welche durch übermäßigen Alkoholkonsum entstehen. Bekannt ist allerdings, daß bei 70 % aller Ehescheidungen der Alkoholmißbrauch eine wesentliche Rolle spielt.

Nach einer Repräsentativ-Erhebung im Jahre 1973 durch das Max-Planck-Institut in München sind 2,5—3 % unserer Bevölkerung alkoholkrank. Der Alkoholismus unter Frauen und Jugendlichen hat besonders stark zugenommen. Hinzu kommen noch die direkt oder indirekt betroffenen Fami-

* Entnommen aus der Denkschrift 1969 der Deutschen Hauptstelle gegen die Suchtgefahren.

lienangehörigen. Das bedeutet: Mindestens fünf Millionen Bundesbürger und 400 000 Schweizer haben es mit dem Alkoholproblem zu tun.

Dabei ist die nicht schätzbare Zahl der unbekannten Fälle nicht berücksichtigt. Denn viele werden lange nicht als Süchtige erkannt. Auch zeigen sich bei Süchtigen unterschiedliche Auffälligkeitsmerkmale. Um nur einige zu nennen: Manche haben gelernt, sich mit ihrem täglich hohen Promillegehalt relativ angepaßt zu verhalten. Sie werden in der Öffentlichkeit oft erst dadurch auffällig, daß bei ihnen Geistesstörungen auftreten. Andere verlieren frühzeitig die Fähigkeit, sich sozial angepaßt zu verhalten. Wieder andere geraten mit den Gesetzen in Konflikt, bevor ihnen Hilfe gebracht wird. Bei vielen Suchtkranken, bei denen alkoholbedingte Organschäden aufgetreten sind, wird der Alkoholismus als Ursache ihrer Erkrankung oftmals nicht erkannt. Allgemein muß gesagt werden: Süchtige werden als solche fast immer zu spät erkannt und noch viel später den helfenden Institutionen zugeführt. Die Ursache dieser Späterkennung liegt vor allem in einer falschen Einstellung zum Suchtkranken oder in der mangelnden Information über Hilfsmöglichkeiten. Es ist zu wenig bekannt, daß es wirklich Hilfe gibt, z. B. durch Abstinenzverbände, Beratungsstellen, ambulante Behandlungsmöglichkeiten, offene Heilstätten, halboffene und geschlossene Abteilungen in psychiatrischen Krankenhäusern.

Die derzeitige Rechtssprechung, die Alkoholismus als Krankheit anerkennt, zeigt, daß Alkoholiker nicht als willensschwach, charakterlos oder asozial abgestempelt bzw. abgelehnt werden dürfen, sondern Anspruch auf Hilfe haben.

Trunksüchtige sind schwer krank. Es handelt sich bei ihnen um eine seelisch-körperliche Erkrankung der Gesamtpersönlichkeit, die im Alkoholmißbrauch durch das gefährliche

Gift Alkohol verändert wurde. Das entscheidende Merkmal dieser Krankheit ist das Nicht-mehr-mäßig-trinken-Können.

Aber es muß auch das andere erwähnt werden: Es gibt Heilung für Alkoholiker im Sinne einer Befreiung vom Suchtmittel und einer positiven Persönlichkeitswandlung. Es gibt für sie allerdings keine Heilung im Sinne einer Rückbildung zur früheren Fähigkeit, mäßig Alkohol trinken zu können. Durch den Genuß der kleinsten Menge Alkohol würden sie wieder in die aktive Süchtigkeit zurückfallen.

Gefährdung durch den Alkohol? Wie viele sind in unserer heutigen, allgemein trinkfreudigen Gesellschaft direkt oder indirekt betroffen! Hilfe ist dadurch möglich, daß sich viele mit diesem Problemkreis auseinandersetzen und gründlich informieren. Die beste Vorsorge wäre, sich selbst für eine alkoholfreie Lebensweise zu entscheiden, um damit vorzuleben, daß man in Familie, Beruf und Gesellschaft ohne Alkohol gut bestehen kann.

Fritz Katz

Alkoholsüchtig - warum?

„Wenn er nicht trinkt, ist er der beste Mensch", sagten mir viele Ehefrauen — und Ehemänner klagten, daß sie ihre trunksüchtige Frau nicht begreifen können. Warum trinken sie? Als Antwort auf diese Frage können an dieser Stelle nur die auffälligsten Ursachen skizziert werden. Wer in der Arbeit für Alkoholkranke Erfahrung hat, weiß, daß es sich bei ihnen fast immer um sehr sensible, gefühlsbetonte und prägbare Menschen handelt. In den meisten Fällen haben die Angehörigen recht, wenn sie sagen, daß sie dieses chaotische Geschehen nicht verstehen, denn, abgesehen vom Hang zum Alkohol, seien die Abhängigen gesunde und normale Menschen.

Dazu ist zu sagen: Die Zahl derer, bei denen die Trunksucht mit einer ausgeprägten Psychopathie, einer Geisteskrankheit oder angeborenem Schwachsinn zusammenhängt, ist geringer, als allgemein angenommen wird. Der Ansicht, daß Alkoholsüchtige charakterlich minderwertig sind oder von Anfang an eine asoziale Struktur in sich tragen, muß entschieden widersprochen werden. Sie ist eine Entwürdigung derer, die lediglich bis dahin aus vielen nicht erkannten Ursachen ihre Lebensbestimmung verfehlt haben.

Bei der Frage nach dem Warum wissen wir heute, daß etwa zwei Drittel aus gestörten Familienverhältnissen kommen. Nicht wenige wurden von ihren Eltern nicht einmal gewünscht. Andere haben Vater oder Mutter oder beide nie erlebt. Wieder anderen wurde die so notwendige Liebe und Geborgenheit einer gesunden Familie völlig versagt. Auch fehlte es sehr oft an der Wertschätzung des kleinen Menschenlebens, das als ein Original in diese Welt geboren wurde. Es fällt nicht schwer, sich vorzustellen, daß sich unter solchen Bedingungen ein übersteigerter Hunger gerade nach diesen Werten einstellt. Übersteigerte Ansprüche können nicht erfüllt werden. Dadurch entstehen oft Enttäuschung und Resignation. So ist der Griff zur Flasche ein Entschädigungsversuch mit dem falschen Mittel, einem nicht erkannten Gift.

Viele Alkoholsüchtige sind Verwöhnte. Gerade in gestörten Familienverhältnissen, in denen Kindern Unverantwortliches zugemutet wird, suchen oft ein Elternteil oder die

Falsche Liebe – Abhängigkeit – Sucht

Mit übersteigerten Bemühungen haben die Eltern bei ihren Kindern gesunde Bedürfnisse und Strebungen gründlich blockiert.

(zu Text S. 22)

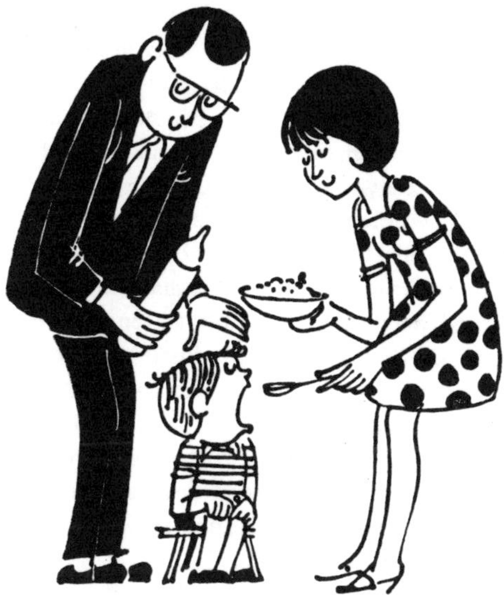

Großeltern durch Verwöhnung das gutzumachen, was diese Kinder an Entbehrungen erleiden müssen. Verwöhnung geschieht oft aus Eigennutz, immer aber ist sie Unfähigkeit und niemals wahre Liebe. Die Verwöhnenden binden ihre Kinder viel zu fest an sich selbst. So erzogene Menschen suchen Genüsse, die sie möglichst wenig Anstrengung kosten. Sie werden unreif bleiben und für den Lebenskampf zu wenig seelisches Durchstehvermögen erlangen. Auf der Flucht vor den Lasten und dem Leid des Lebens machen sie Bekanntschaft mit dem Alkohol, der ihnen im Anfangsstadium der Sucht Erleichterung und Genuß auf bequemem Weg verschafft, später aber seinen bitteren Tribut durch süchtige Abhängigkeit und Persönlichkeitszerfall abfordert.
Nicht wenige Alkoholkranke sind Entwurzelte. Durch äußere Verhältnisse wurden sie aus Heimat, Tradition und Familie herausgerissen. Hierdurch entstanden tiefgreifende Persönlichkeitsschäden, die eine Suchtbereitschaft mit verursachten. Die Entwurzelung ist allerdings nicht nur ein soziologisch-psychologisches, sondern auch ein geistliches Problem. Wer niemals Gelegenheit bekam, in einer von Jesus Christus gewirkten Gemeinschaft zu leben, ist im letzten Grund heimatlos, von Gott getrennt und kann sich nicht seiner Bestimmung entsprechend entfalten.
Auch die Grundfragen des menschlichen Lebens nach Sinn, Ziel und Hoffnung können ohne die biblische Botschaft letztlich nicht beantwortet werden. Besonders das Schuldproblem, das Unzählige während des Suchtverlaufs immer mehr quält, kann ohne den Glauben an Jesus und seine Erlösungstat nicht gelöst werden.
Generell kann man sagen, daß in der frühen Kindheit bei Süchtigen verhängnisvolle Fehlhaltungen geprägt wurden. Diese hochsensiblen und besonders im Gefühlsbereich wenig stabilen Persönlichkeiten mit ihren neurotischen Belastungen fallen nur zu oft der Versuchung zum leicht Erreich-

baren und Vordergründigen zum Opfer. Vielfach hörten sie jedoch nur auf den gefährlichen Rat, Alkohol als Medizin einzunehmen. Außerdem folgten sie den unbedenklich gepflegten Trinksitten vieler, die auf Alkoholgefährdete keine Rücksicht nehmen. Diese Rücksichtslosigkeit ist die große Mitschuld unserer Wohlstandsgesellschaft.
Zur Hilfe wäre zu sagen: Dort, wo der einzelne ernst genommen wird und in einer guten Gemeinschaft verwurzelt ist, bleibt er eher vor süchtigen Verhaltensweisen bewahrt. Entscheidend ist ihm geholfen, wenn er glauben lernt, daß Gott ihn zu einem hohen Ziel berufen hat. Die Alkoholsüchtigen können alte, vermeintliche Werte als Täuschung erkennen und sich davon lösen, wenn für sie neue Werte sichtbar werden. Im Blauen Kreuz und in ihm ähnlichen Verbänden wird versucht, Süchtige auf ihrem Weg zur Heilung des ganzen Menschen zu begleiten. Wir erleben, daß bei jungen und auch bei alten Menschen noch positive Wandlungen möglich sind.

Fritz Katz

Entscheidende Kindheit

Bei der Behandlung Suchtkranker werden wir mit schokkierenden Lebensbildern konfrontiert. Wesentlich ist es dann, daß wir nicht am Vordergründigen, äußerlich Sichtbaren in unserer Beurteilung der Situation stehenbleiben, sondern behutsam die Ursachen des Suchtgeschehens er-

gründen. Heute wissen wir, daß Erlebnisse in der frühen Kindheit die spätere Einstellung zum Leben und zur Umwelt entscheidend beeinflussen.
Neben manchen anderen Ursachen, die eine Suchtbereitschaft bewirken können, sind es vor allem zwei Erlebnisarten, die häufig die Kindheitsgeschichte von Alkoholsüchtigen prägen und die mit den Stichworten „Frustration" (Enttäuschung, Überbelastung) und „Verwöhnung" angedeutet seien.
Im Folgenden sollen beide Erscheinungsformen durch einige grundsätzliche Beispiele dargestellt werden. Hierbei wurden aufgrund der therapeutischen Schweigepflicht zum Schutz der Kranken bestimmte Einzelheiten verändert.

I. *Versagung — Enttäuschung — Sucht*

Bedenklich vielen Alkoholsüchtigen wurde in ihrer Kindheit die lebensnotwendige Liebe, Geborgenheit und Wertschätzung versagt. Die fortgesetzten seelischen Überbelastungen machten diese Personen seelisch krank.
Zwei Krankengeschichten von Süchtigen sollen nachfolgend skizziert werden.
Die Mutter von Monika betrieb eine Bar. Für ihre Jüngste hatte sie nicht viel Zeit übrig. Außerdem war sie alkoholsüchtig und nicht in der Lage, die Kleine mit der Liebe und Geborgenheit zu umgeben, die ein Kind braucht. Die unglückliche Mutter war beinahe immer gereizt. Ihr Vater versuchte vergeblich, alles wieder in Ordnung zu bringen. Er starb, bevor Monika in die Schule kam. Von da an regierte daheim nur noch die Not, die schwankende Mutter und die größere Schwester. So bald wie möglich versuchte Monika, allem aus dem Weg zu gehen. Das Ausweichen wurde ihr zur zweiten Natur. Da sie ohne Familiengeborgenheit da-

hinlebte, lernte sie zwielichtige Kreise und deren Beschäftigungen kennen. Vielerlei Konflikte trieben sie zum Alkohol; sie wurde süchtig. Bis im Leben von Monika durch eine Suchtkrankenbehandlung eine Wandlung zum Guten eintrat, führten ihre Irrwege noch durch mehrere Länder, Strafanstalten und eine unglückliche Ehe.

In der therapeutischen Praxis wird deutlich, daß Frustrationen, d. h. häufig enttäuschende Erlebnisse durch Mangel an Liebe, Geborgenheit und Wertschätzung, wesentlich zur späteren Süchtigkeit beitragen. Unter solchem Erleben entsteht Angst. Natürliche Lebenstriebe werden so stark gehemmt, daß die Belasteten später versuchen, diese Angst und ihre Hemmungen wenigstens vorübergehend durch Alkoholwirkungen zu verdrängen. In ihrer frühen Kindheit setzt sich durch ihre Hilflosigkeit und Angst eine Grundbereitschaft zur Verzweiflung fest. Außerdem entsteht unter diesem Druck nicht nur eine berechtigte, sondern leider auch eine unrealistische Sehnsucht nach allem, was sie als Kind entbehren mußten.

Ein normales Verlangen kann weitgehend befriedigt werden. Einem unrealistischen Begehren kann jedoch niemand entsprechen. Es führt zu fortgesetzten Versagungen und Enttäuschungen. In den Krankengeschichten zeigt es sich immer deutlicher, daß sich das Umgehen von Schwierigkeiten, das Ausweichen, zu einer unbewußten Verhaltensregel verfestigt und sozusagen zur zweiten Natur wird. Die Betroffenen fliehen oft vor Konfrontationen, konsequenten Entscheidungen und anderen Belastungen.

Die Kindheitsgeschichte von Gerd unterscheidet sich grundsätzlich von Monikas Lebenslauf. Gerds Vater war ein Mann mit Grundsätzen. Alle in der Familie mußten sich seinem Willen beugen (vgl. Abb. S. 9). Er brach auch den Willen von Gerd beinahe vollständig. Gerd bewunderte viele Leistungen seines mächtigen Vaters, aber zu eigenen Entscheidungen war er kaum fähig. Ein natürliches Entfalten nach den eigenen Bedürfnissen in Spiel, Sport, unter Freunden und im Beruf war nur heimlich möglich. Im Beruf war Gerd lange Zeit erfolgreich, allerdings erbrachte er diese Leistungen in der unsichtbaren Gefangenschaft seines angesehenen Vaters.

Es war ein Leben unter erzwungenen Ordnungen. Auch regelmäßiger Gottesdienstbesuch, christliche Lebenshaltung und Bejahung der Gemeinde gehörten zu diesen Ordnungen. Erst im dreißigsten Lebensjahr wurde in Gerd der Drang nach Freiheit übermächtig. Alkohol wurde angeboten, und dieser hob die Schranken auf. Die Qual der Gefangenschaft schien beendet, und doch war es wieder nur der Weg des geringsten Widerstandes. Solche Lösungsversuche brachten erneute Enttäuschungen, machten mutlos und inaktiv. Alle guten Vorsätze und alles eigene Bemühen waren vergeblich. Von der Resignation überwältigt, voll Sehnsucht nach einer gehobenen Gemütslage genoß er immer wieder Alkohol. Trinken zur Erleichterung wurde zur Gewohnheit. Kaum merklich entwickelte sich die Sucht. Er verschloß sich gegenüber seiner Umwelt und litt unter schweren Gewissensqualen, mit denen er sich auch nicht in die Seelsorge wagte. Am Ende stand die Verzweiflung.

Wem diese Entwicklungen zur Sucht deutlich werden, läßt das Verurteilen. Er wird versuchen, zu verstehen und zu helfen. Die Gewalt einer Sucht kann gebrochen werden. Monika trinkt nicht mehr. Auch Gerd lebt alkoholabstinent und arbeitet ehrenamtlich in einer christlichen Gemeinde mit.

Riesenansprüche – Zerbrechen an den Realitäten des Lebens

Alkoholiker bauen sich immer wieder mit und ohne Alkohol eine Traumwelt ihrer Ansprüche auf.

(zu Text S. 23)

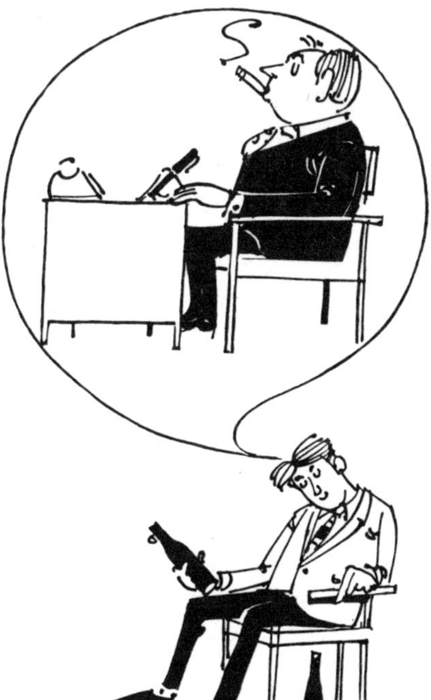

II. *Falsche Liebe – Abhängigkeit – Sucht*

Immer wieder begegnen uns ratlose Mütter und Väter. Es ist ihnen unbegreiflich, daß ausgerechnet ihr Kind dem Alkohol verfallen konnte. Sie haben es mit ihren Kindern doch wirklich gut gemeint und alles für sie getan. Sie möchten auch jetzt alles tun, um ihre Töchter und Söhne von dieser Sucht wieder loszubekommen. Ihre Berichte zeigen deutlich, wieviel Mühe sie sich gegeben haben, damit ihre heranwachsenden Kinder keinen Mangel leiden mußten. Zur Sauberkeit, zur Anständigkeit und zum Gehorsam haben sie sie erzogen. Sie haben ihnen die bestmögliche Berufsausbildung geboten und bis in die Volljährigkeit hinein versucht, ihnen jegliche Sorge abzunehmen.
Aus den Vorgeschichten wird deutlich, daß diese Eltern zu viel getan haben. Diese falsche Erziehung erfolgte aus verschiedenen Gründen, auf die hier nicht eingegangen werden soll. Die Tüchtigkeit dieser Erzieher und ihr Sorgen hat gefährliche Früchte getragen. Mit ihren übersteigerten Bemühungen haben sie bei ihren Kindern gesunde Bedürfnisse und Strebungen so gründlich blockiert, daß die notwendigen Abklärungs- und Reifungsprozesse nicht durchgestanden und keine Selbständigkeit erreicht werden konnten. Ihre Kinder wurden nicht nur behütet, sie wurden – wie die Fachleute sagen – überbehütet, so daß sie noch als Frauen und Männer von ihnen, den starken Müttern und Vätern, abhängig sind (vgl. Abb. S. 15).
Diese tüchtigen und selbstsicheren Eltern wissen es nicht, daß die Abhängig-Gebliebenen in ihrer Persönlichkeit schwach sind. Daher sind sie besonders suchtgefährdet und verkörpern die dunklen Schatten und die verborgenen schwachen Seiten ihrer Eltern.
Es ist nicht leicht, Eltern dieses zu verdeutlichen.
Mütter und Väter dürfen nicht den guten Menschen spie-

len, den es ohnehin nicht gibt, sondern sie sollten ihre Unsicherheiten, ihre Mängel und sündhaften Neigungen eingestehen. Das könnte ihnen eher gelingen, wenn sie ihren Kindern eine Anschauung davon geben, daß sie selbst die Vergebung nötig haben. Kinder sollten nicht nur ihre Eltern allein als Leitbild haben. Das Vorbild und der zuverlässige Halt sollte für sie der Glaube an Jesus Christus sein.

Für die Heranwachsenden ist es gut, wenn sie unter kluger Anleitung die Lebensprozesse selbst durchstehen und so weit erstarken, daß sie ihr Begrenztsein und ihr Versagen einsehen und zugeben können. Sie sollen nicht an falscher Selbstsicherheit zugrunde gehen.

Solche Erziehungshilfe fehlte vielen Süchtigen. Bei ihnen bildeten sich seelische Fehlhaltungen.

Eine große Zahl Alkoholiker ist fast ausschließlich an einem durch Überfürsorge sie beherrschenden Elternteil orientiert. Ihre Not ist, daß sie ohne diese scheinbar idealen Bezugspersonen ihr Leben nicht meistern können.

Unter dem Überbesorgtsein ihrer Eltern haben sich bei ihnen Riesenansprüche gebildet. Weder die Eltern noch die weitere Umwelt, zum Beispiel in Ehe und Beruf, können diese unrealistischen Erwartungen auf die Dauer erfüllen. Dazu kommt, daß infolge mangelhafter Selbsterkenntnis auch ihre Selbsteinschätzung zu hoch geschraubt ist. So kommt es häufig zum Versagen und daraus zu dem schwer zu ertragenden Gefühl der Benachteiligung. Alkoholiker bauen sich aus solchem Erleben – gewissermaßen aus Notwehr – immer wieder mit und ohne Alkohol eine Traumwelt ihrer Ansprüche auf. Diese Träume zerbrechen an den Realitäten des Lebens (vgl. Abb. S. 21).

Hierzu ein Beispiel:

Die Eltern von Udo starben bei einem Bombenangriff. Die Schwester seiner Mutter und deren Mann adoptierten ihn als Baby. Ein Jahr danach fiel sein Pflegevater im Krieg.

Seine neue Mutter lebte jetzt nur noch für Udo. Sie heiratete nicht mehr; er war ihr einziger Lebensinhalt. Auf ihn konzentrierte sie alle ihre Zuwendung, und auf ihn setzte sie ihre Hoffnung. Mit bester Absicht war sie immer für ihren Jungen da und hütete ihn ängstlich vor negativen Einflüssen von anderen Kindern.
Ihr begabter Udo mußte die beste Ausbildung haben, denn er sollte einmal in einem geachteten Stand leben können. Solange sie als Mutter den Tageslauf von Udo steuern konnte, war alles gut.
Der Freiheit auf der Kunstakademie aber war er nicht gewachsen. Er war unfähig, sich selbständig ein Tagesprogramm zu erstellen. Er war nicht in der Lage, aufbauende Entscheidungen zu treffen und durchzusetzen. Seine Mutter fehlte ihm immer und überall.
Ohne es zu ahnen, hatte sie versäumt, ihren Udo zum Lebenskampf zu befähigen. Sie hatte seine natürlichen Strebungen zur Entfaltung seiner Persönlichkeit so entscheidend blockiert und ihn so fest in der Abhängigkeit gehalten, daß er nicht in der Lage war, sich neu zu orientieren.
Das studentische Leben überforderte ihn und wurde immer unbefriedigender. Mit Schokolade, Zigaretten und Tabletten fing er an, sich zufriedenzustellen. Seine sexuelle Selbstbefriedigung wurde ihm zur deprimierenden Leidenschaft, und die starre Bindung an seine Mutter ließ ihn auch im Mannesalter nicht frei werden zur natürlichen Begegnung mit dem anderen Geschlecht und für die Ehe.
Durch Überfürsorge ist er schwach geblieben. Um sein ständiges Versagen zu vergessen und um sich zu entspannen, begann er zu trinken. Über dieses Erleichterungstrinken geriet er in die Alkohol- und Medikamentensucht.
Erst jahrelange seelsorgerische und fachliche Behandlung half ihm aus seinen Süchten heraus. Das ursprüngliche Be-

rufsziel und die wünschenswerte Selbständigkeit konnten jedoch leider nicht mehr erreicht werden.
Sowohl bei den Frustrierten als auch bei den Verwöhnten wurde deutlich, daß sie aufgrund ihrer Kindheits- und Jugenderfahrungen falsche Verhaltensweisen entwickelten, mit denen sie sich im späteren Jugend- bzw. Erwachsenenalter nicht mehr durchsetzen konnten. Als gängiger und vielfach empfohlener Ausweg aus der Ratlosigkeit bot sich der Alkohol an, der tatsächlich zunächst die gewünschte Erleichterung und scheinbare Befreiung von Problemen brachte.
Beinahe unmerklich und für die Umgebung noch völlig unauffällig entwickelt sich aus dem anfänglichen Erleichterungs-Trinken eine süchtige Abhängigkeit, die aber als Zeichen einer verborgenen seelischen Schädigung gedeutet werden muß. Schon der bekannte Pastor von Bodelschwingh hat einmal gesagt: „Trunksucht ist nicht ein Durst der Kehle, sondern ein Durst der Seele."
Der Weg zur Befreiung von der Sucht ist beschwerlich; Heilerfolge sind nicht ohne weiteres garantiert. Und doch: Schwere seelische Störungen können heute fachgerecht behandelt und geheilt werden. Wenn darüber hinaus dem Süchtigen die Botschaft der Liebe Gottes in Jesus Christus verstehbar und situationsgerecht bezeugt wird, erleben wir auch umfassende Genesungsprozesse, in denen die Selbsterkenntnis und der Glaube aufbrechen.
Verzweifelte, schwer frustrierte, kaum noch lebensfähige Männer und Frauen werden liebes-, arbeits- und genußfähig.

Fritz Katz

Verlauf der Alkoholkrankheit

Mancher bekannte Schriftsteller und viele geniale Künstler sind in der Alkoholsucht elend zugrunde gegangen. Ein ähnliches Schicksal erlebten aber ebenso Millionen unbekannter Männer und Frauen, die keine rechtzeitige Hilfe fanden. Vielen anderen, die heute noch unter uns leben, z. T. mißverstanden, verachtet und ausgestoßen, droht dasselbe, wenn ihnen nicht rechtzeitig Hilfe widerfährt. Muß das sein?

Viele versuchen zu verstehen und zu helfen, stehen aber oft einer sich steigernden Suchtentwicklung weitgehend hilflos gegenüber.

In dieser Situation können die folgenden „Phasen der Alkoholsucht“ eine besondere Hilfe sein. Sie wurden von Prof. Jellinek im Auftrag der Weltgesundheitsorganisation aus mehr als 2000 Krankengeschichten von Alkoholkranken erarbeitet und zeigen die Symptome auf, die den Verlauf der Alkoholkrankheit kennzeichnen.

Professor Jellinek unterscheidet 4 Phasen:

I. *Die voralkoholische, symptomatische Phase*

In der voralkoholischen Phase ist das Trinken nur ein Symptom, das seelische Fehlhaltungen anzeigt. Ihre Erscheinungsformen sind:

Gelegentliches Erleichterungstrinken, um Kontakt zu bekommen, Spannungen zu lösen oder Unruhezustände zu dämpfen (vgl. Abb. S. 29). In einem Zeitraum von wenigen

Monaten bis zu zwei Jahren steigert sich dieses Verhalten zum täglichen Erleichterungstrinken. Gleichzeitig muß das Quantum des Suchtmittels stetig erhöht werden, um die gewünschte Erleichterung zu erzielen. Anfänglich schreibt der Alkoholiker seine Erleichterung eher der Situation als dem Trinken zu. Er sucht Gelegenheiten, in denen beiläufig getrunken wird. Früher oder später wird er sich natürlich des Zusammenhanges zwischen Erleichterung und Trinken bewußt.

II. *Die prodromale Phase (Vorläufer der Sucht)*

1. *Erinnerungslücken*

Plötzlich treten Gedächtnislücken auf. Dabei braucht der Alkoholiker nicht mehr als 50—60 Gramm absoluten Alkohol getrunken zu haben. Obwohl er in diesem Zustand vernünftige Unterhaltungen führte und schwierige Arbeiten verrichtete, kann er sich daran am nächsten Tag nicht mehr erinnern, bestenfalls an wenige Einzelheiten.

2. *Heimliches Trinken*

Der Alkoholiker empfindet, daß er anders trinkt als andere Leute. Er fürchtet, falsch beurteilt zu werden, deshalb sucht er Gelegenheiten, bei denen sein Trinken nicht auffällt.

3. *Dauerndes Denken an Alkohol*

Dieses dauernde Denken an Alkohol ist ein weiterer Beweis für seinen Bedarf.

4. *Gieriges Trinken*

Der Alkoholbedarf ist gestiegen. Jetzt beginnt das Hinunterkippen des ersten oder der beiden ersten Gläser; damit wird eine rasche Alkoholwirkung angestrebt.

5. *Schuldgefühle*
Da der Alkoholiker sich bewußt wird – wenn auch schwach –, daß sein Trinken ungewöhnlich ist, entwickeln sich bei ihm Schuldgefühle wegen seines Trinkverhaltens.

6. *Anspielungen auf Alkohol werden vermieden*
Gespräche um den Alkohol beginnen peinlich zu werden.

7. *Zunehmende Häufigkeit alkoholbedingter Gedächtnislücken*
Gehäufte Gedächtnislücken sind ein letztes Warnungszeichen vor der Alkoholsucht.
Der Verbrauch alkoholischer Getränke ist in der prodromalen Phase „hoch", fällt aber nicht auf, da er meist zu keinem deutlichen Rausch führt. Um den verhängnisvollen Verlauf der begonnenen Alkoholsucht zu stoppen, ist die völlige Alkoholabstinenz der einzig mögliche Weg für diesen Alkoholikertyp.

III. *Die kritische Phase*

8. *Kontrollverlust*
Der Verlust der Selbstkontrolle oder Verlust der Fähigkeit, mit dem Trinken aufhören zu können, ist das kritische Symptom der Alkoholsucht. Dieses Symptom ist das deutliche Kennzeichen, daß der Alkoholiker süchtig geworden ist. In diesem Stadium ist die körperlich-seelische Schädigung so weit vorgeschritten, daß von einer Alkoholkrankheit gesprochen werden muß. Eine Heilung im Sinne einer Rückbildung zum unversehrten Ausgangspunkt ist nicht mehr möglich, das bedeutet, die frühere Fähigkeit, mäßig trinken zu können, ging endgültig verloren. Jeder Versuch, mäßig trinken zu wollen – auch nach jahrelanger völlig

Die voralkoholische, symptomatische Phase (I)

Gelegentliches Erleichterungstrinken, um Kontakt zu bekommen, Spannungen zu lösen oder Unruhezustände zu dämpfen.

(zu Text S. 26)

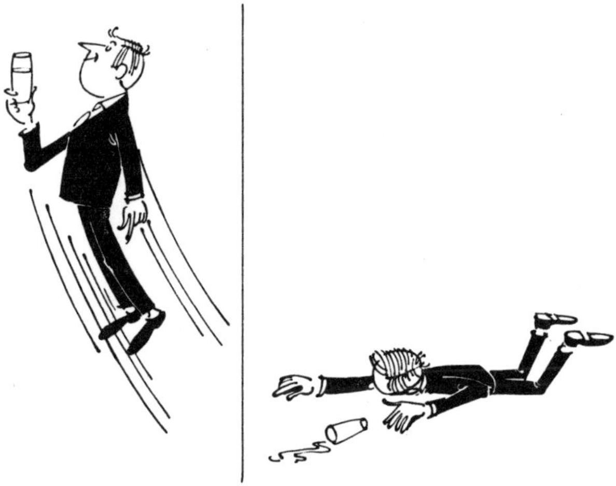

alkoholfreier Lebensführung –, endet früher oder später in der schädigenden Unmäßigkeit.

9. *Erklärungsversuche zum Trinkverhalten*
Der Süchtige findet in erster Linie für sich viele Erklärungen, die ihn davon überzeugen sollen, daß er die Kontrolle nicht verloren habe.

10. *Soziale Belastungen*
Jetzt treten auch Schwierigkeiten in der Familie und am Arbeitsplatz auf. Trotz aller Erklärungen besteht ein deutlicher Verlust an Selbstachtung.

11. *Großspuriges Benehmen*
Durch dieses Verhalten möchte er sich selbst davon überzeugen, daß er doch nicht so schlecht ist, wie er manchmal von sich gedacht hat.

12. *Aggressives Verhalten*
Schuld wird auf andere projiziert. Fehler werden bei anderen und nicht bei sich selbst gesucht.

13. *Dauernde Zerknirschung*
Die zusätzlichen seelischen Belastungen werden zu Trinkanlässen.

14. *Perioden völliger Alkoholabstinenz*
Durch vorübergehende Abstinenz versucht der Abhängige sein Trinken unter Kontrolle zu bringen.

15. *Das Trinksystem wird geändert*
Es werden Regeln aufgestellt, nicht vor bestimmten Tageszeiten, nicht an bestimmten Orten oder nicht mehr die eine oder andere Alkoholsorte zu trinken. Dies ist ein weiterer Versuch, das Trinken unter Kontrolle zu bringen.

16. *Freundschaften werden aufgegeben*
Der Kampf um ein normales Trinken erscheint immer aussichtsloser, die Distanz zu den „Normaltrinkenden" wird immer größer. Es kommt zu Feindseligkeiten (vgl. Abb. S. 35).

17. *Arbeitsplätze werden aufgegeben*
Weil durch das Trinken die berufliche Stellung bedroht ist, übernimmt der Süchtige meist frühzeitig selbst die Initiative und kündigt, um nicht gekündigt zu werden.

18. *Das Benehmen ist auf Alkohol konzentriert*
Der Süchtige überlegt nun, ob seine Arbeit ihn am Trinken hindern könnte, anstatt umgekehrt.

19. *Verlust an äußeren Interessen*
Ein immer stärkeres Um-sich-selbst-Drehen blockiert das Aufgeschlossensein gegenüber den allgemein interessierenden Vorgängen in seiner Umwelt.

20. *Neuauslegung zwischenmenschlicher Beziehungen*
Die Beziehung zum Du wird schwächer. Die zwischenmenschlichen Beziehungen werden immer negativer beurteilt.

21. *Auffallendes Selbstmitleid*
Der Kranke erlebt sich als das unglücklichste Geschöpf der Welt. Leider wird er in diesem Stadium auch von seiner Umwelt immer mehr in die Isolation abgedrängt.

22. *Gedankliche und evtl. auch geographische Flucht*
Dazu gehören nicht realisierbare Vorstellungen, aber auch Arbeitsplatz- und Wohnungswechsel.

23. *Änderungen im Familienleben*
Der Ehepartner und die Kinder ziehen sich nicht nur oft

vom gesellschaftlichen Leben zurück, sondern auch von dem Kranken.

24. *Grundloser Unwille*
Der Süchtige hält die Reaktion seiner Nächsten für unbegründet. Daraus entsteht ein nicht gerechtfertigter Unwille.

25. *Sichern des Alkoholvorrates*
Aus Angst, der für sein Leben „wichtigen" Substanz beraubt zu werden, versteckt der Süchtige an den unvermutbarsten Stellen alkoholische Getränke.

26. *Vernachlässigung angemessener Ernährung*
Neben anderen Organschäden tritt vielfach eine Magenschleimhautentzündung auf. Immer mehr nimmt der Appetit auf Normalkost ab.

27. *Erste Einweisung in ein Krankenhaus wegen alkoholbedingter Beschwerden*
Bei Krankenhaus-Einweisungen wird allerdings oft die Ursache der Organschäden verschwiegen.

28. *Abnahme des Sexualtriebes*
Diese häufige organische Folge beim Alkoholsüchtigen führt zu vermehrten Spannungen im Eheleben.

29. *Alkoholische Eifersucht*
Aus verständlichen Gründen ziehen sich besonders die Ehefrauen von ihren süchtigen Partnern zurück. Dies erhöht jedoch die Feindschaft gegenüber der Ehefrau. Ihr Verhalten wird vom süchtigen Partner mit außerehelichem Geschlechtsverkehr erklärt.

30. *Regelmäßiges morgendliches Trinken*
Gewissensbisse, Unwille, Kampf zwischen Alkoholverlan-

gen und Pflichten, Verlust der Selbstachtung, Zweifel und falsche Ermutigungen haben den Süchtigen so zerrüttet, daß er den Tag nicht beginnen kann, ohne sich gleich nach dem Aufstehen oder noch vorher mit Alkohol zu beruhigen.
Nicht alle Süchtigen fallen während der III. Phase ihrer Umgebung auf. Trotzdem führen sie einen meist vergeblichen, heimlichen und verzweifelten Kampf gegen diese Entwicklung. Sie wissen es oft nicht und können es kaum glauben, daß sie keinen Tropfen Alkohol trinken dürfen. Auch diese Phase dauert in der Regel mehrere Jahre.

IV. *Die chronische Phase*

31. *Verlängerter Rausch*
Er betrinkt sich nun auch am Tage und kann oft tagelang nichts anderes unternehmen.

32. *Abbau ethischen Verhaltens*
33. *Beeinträchtigung des Denkens*
Der Verlust ethischen Verhaltens ist auffällig. Die ausgedehnten Exzesse beeinträchtigen das logische Denken und die Konzentrationsfähigkeit, jedoch sind diese Folgen in der Regel durch Behandlung und Abstinenz aufhebbar.

34. *Alkoholbedingte Geistesstörungen*
Bei etwa 10 Prozent aller Süchtigen können jetzt auch echte „alkoholische Psychosen“ auftreten.

35. *Trinken mit Personen weit unter dem eigenen Niveau*
Auch der Verlust moralischer Grundsätze ist hoch. Der Süchtige fragt in diesem Stadium vielfach nicht danach, wo und mit wem er trinkt.

36. *Zuflucht zu technischen Produkten*
Wenn nichts anderes vorhanden oder zu erwerben ist, wird manchmal auch minderwertiger Wermutwein, Haarwasser, Franzbranntwein und ähnliches getrunken.

37. *Verlust der Alkoholtoleranz*
Die Alkoholverträglichkeit nimmt plötzlich stark ab. Kleinere Mengen als früher reichen aus, um die typischen körperlichen und seelischen Ausfallerscheinungen herbeizuführen.

38. *Unerklärliche Ängste*
39. *Zittern*
40. *Psychomotorische Hemmungen*
Wenn der Süchtige nicht dauernd Alkohol im Blut hat, werden die zuletzt genannten Symptome (38—40) zur Dauererscheinung. Demzufolge hält er diese Symptome mit Alkohol unter Kontrolle. Unter psychomotorischen Hemmungen wird der Verlust von Fähigkeiten verstanden, wie z. B. das Aufziehen einer Uhr oder das Rasieren, d. h. einfache mechanische Vorgänge können nicht mehr ausgeführt werden.

41. *Das Trinken nimmt den Charakter einer Besessenheit an*
Das Trinken beherrscht nun den ganzen Menschen und wird zum absoluten Zwang.

42. *Unbestimmte religiöse Wünsche*
Diese entwickeln sich bei etwa 60 Prozent aller Süchtigen, während die Erklärungsversuche schwächer werden.

43. *Das Erklärungssystem versagt*
Obwohl der Süchtige seine verzweifelte Lage jetzt nicht

Die kritische Phase (III)

Die Distanz zu den „Normaltrinkenden" wird immer größer. Es kommt zu Feindseligkeiten.

(zu Text S. 31)

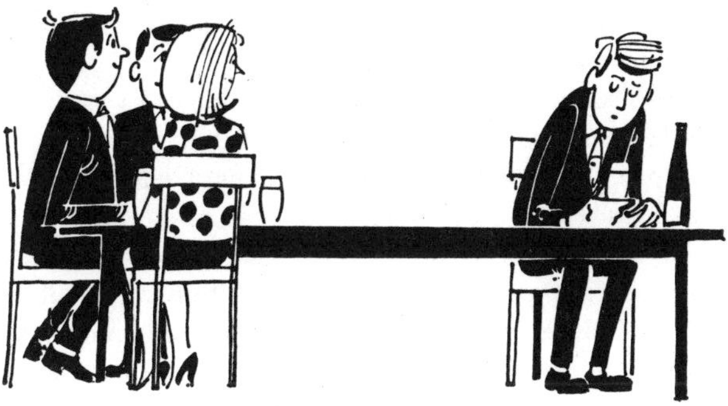

mehr beschönigt, hält sein besessenes Trinken an. Da er keinen Ausweg mehr sieht, zeigt er sich jetzt für eine Behandlung aufgeschlossen.

44. *Zusammenbrüche*
Im Zustand des seelischen und körperlichen Zusammenbruchs kommt es oft zu Selbstmordversuchen.

45. *Alkoholdelirium*
Bei nicht wenigen stellen sich alkoholbedingte Geistesstörungen schwerster Art mit einer zeitlichen und örtlichen Desorientierung sowie Sinnestäuschungen ein. Viele Alkoholiker sterben an dieser Folge des jahrelangen Alkoholmißbrauchs.

Es muß nicht heißen: Endstation Alkohol-Delirium. Je früher die Hilfe einsetzt, desto besser.
In der Praxis der Suchtkrankenhilfe zeigt es sich, daß diese Forschungsergebnisse für alle Beteiligten eine wesentliche Informationsquelle sind. Daher wird eine übersichtliche Darstellung dieser „Phasen", sei es in Form einer Skizze oder in Form eines Fragebogens*, auch von vielen Beratungsstellen und ehrenamtlichen Helfern verwandt, um damit zu brauchbaren Situations-Analysen zu kommen. Der Helfer läßt den Ratsuchenden selbst herausfinden, welche Symptome bei ihm bereits vorhanden sind, um dann gemeinsam mit dem Kranken die geeigneten Hilfsmöglichkeiten aufzugreifen (vgl. Abb. S. 43).
Für die Alkoholiker selbst bedeutet es oft einen heilsamen Schock, wenn sie anhand dieser Aufzeichnungen feststellen,

* Der „Fragebogen für Alkoholkranke" kann bezogen werden bei folgenden Adressen:
Deutschland: Blaukreuz-Verlag, 56 Wuppertal 2, Freiligrathstr. 27
Schweiz: Blaukreuz-Verlag Bern, 3000 Bern 10

daß die Sucht bei ihnen schon recht weit fortgeschritten ist. Allerdings gibt es auch viele bereits ernstlich Suchtkranke, die sich nur nach langem und erheblichem Widerstand dazu bereit erklären, ihren wahren Zustand einzugestehen. Aber gerade bei diesem schwierigen Selbsterkennungs-Prozeß bilden die „Phasen" einen nicht zu unterschätzenden Leitfaden.

Außerdem bedeuten diese „Phasen" eine wesentliche Erleichterung, wenn es gilt, bei den Angehörigen des Suchtkranken, die aufgrund mangelnder Information oft voller Vorwürfe sind, Verständnis zu erwecken. Sie lernen anhand dieser Aufzeichnungen das bisher in vielen Dingen völlig unverständliche Verhalten ihres suchtkranken Familienmitgliedes als Anzeichen einer ernsthaften Erkrankung zu verstehen und können von daher die einzuleitenden Hilfsmaßnahmen besser unterstützen.

Diese wissenschaftlichen Erkenntnisse sind gute Hilfsmittel, um eine klare Diagnose zu stellen. Die Therapie hat bereits begonnen, wenn sich der Suchtkranke zu seiner Not bekennt und bereit wird, in einem langen Behandlungsprozeß seine Gesamt-Persönlichkeit wandeln zu lassen. Um in Zukunft seine Lebensaufgabe ohne Alkohol bewältigen zu können, hat dabei die freiwillige Mitarbeit und Selbsterziehung des Alkoholkranken besondere Bedeutung.

Quellen-Nachweis:
Diesem Beitrag liegt eine Veröffentlichung des Georg-Thieme-Verlages, Stuttgart, zugrunde unter folgendem Titel:
Dr. A. Habernoll, Das Problem des Alkoholismus.

Fritz Katz

Grundformen des Alkoholismus

Der Sammelbegriff Alkoholismus beinhaltet vielfältige Zustände und Leiden. Differenzierungen sind für einen besseren Überblick hilfreich. Die Kenntnis einiger Grundformen, wie sie Prof. E. M. Jellinek herausgearbeitet hat, stellt für Fachkräfte und auch für ehrenamtliche Mitarbeiter der Suchtkrankenarbeit eine entscheidende Hilfe dar.
Prof. Jellinek verwendete zur Bezeichnung dieser Grundformen Buchstaben des griechischen Alphabets:

I. *Alpha-Alkoholismus:*

Alkoholiker dieser Gruppe leiden an seelischen und nervösen Störungen. Aufgrund von Angst, Gehemmtheit, seelischen Spannungszuständen, auch aufgrund körperlicher Leiden und des Gefühls, mancherlei Lebensanforderungen nicht gewachsen zu sein, suchen sie im Alkohol Erleichterung, Entspannung und Betäubung. Der Alkohol wird von ihnen als ein beruhigendes Medikament angesehen.
Damit, daß von Alpha-Alkoholikern eine Befreiung von seelischen Störungen oder von körperlichen Schmerzen angestrebt wird, ist ausgesagt, daß dieser anormale Gebrauch alkoholischer Getränke ein Zeichen für krankhafte Zustände ist, die er lindern soll.
Ein solches anormales Trinken finden wir bei Personen, die besonders empfindsam, gefühlsbetont, verführbar und starken Stimmungsschwankungen unterworfen sind, sowie bei seelisch abnorm Veranlagten.

Ihr Trinken ist anormal in dem Sinne, daß es im Widerspruch zur Regel steht, über die sich die Gesellschaft stillschweigend einig ist – wie zum Beispiel Zeit, Anlaß, Ort, Menge und Wirkung des Trinkens.
Ihr häufiges und oft regelmäßiges Trinken führt zu einer rein seelischen Abhängigkeit. Diese Abhängigkeit kann jahrzehntelang bestehen, ohne sich zu einer eindeutigen und unwiderstehlichen Sucht zu entwickeln. Alpha-Alkoholiker haben die Kontrollfähigkeit über ihr Trinken nicht verloren. Dennoch kann auf die Dauer durch diesen Alkoholmißbrauch die seelisch-körperliche Gesundheit, die Leistungsfähigkeit und die Persönlichkeitsentfaltung geschädigt werden. Alpha-Alkoholiker gefährden und belasten ihre Familie, ihre soziale und wirtschaftliche Stellung. Wenn von Alpha-Alkoholismus gesprochen wird, handelt es sich ausschließlich um die hier beschriebene Form. Es ist also nicht das Erleichterungstrinken des später beschriebenen Gamma-Alkoholismus gemeint.
Häufig entwickelt sich jedoch nach vielen Jahren aus einem Alpha-Alkoholismus ein Gamma-Alkoholismus, wie er nachfolgend beschrieben ist. In diesem Fall stellt der Alpha-Alkoholismus eine Entwicklungsstufe vor dem Gamma-Alkoholismus dar.

II. *Beta-Alkoholismus:*

Beta-Alkoholiker sind meist seelisch normal veranlagte Personen. Durch ihren nach und nach vermehrten Alkoholkonsum und die gleichzeitig gemachten Ernährungsfehler wurden sie zu Alkoholikern. Bei ihnen treten neben anderen Störungen vorwiegend folgende körperliche Gesundheitsschäden auf: Magenschleimhautentzündung, Polyneuritis (Erkrankung mehrerer peripherer Nerven, teils entzündlicher, teils degenerativer Art, besonders an den Armen und Beinen), Fettleber und Leberzirrhose sowie eine oft deutlich verkürzte Lebensdauer.

Ihr Alkoholmißbrauch liegt wesentlich darin mit begründet, daß sie sich ihrer trinkfreundlichen Umgebung angepaßt haben, ohne zu erkennen, wie schädlich diese alkoholisierten Trinksitten für sie sind. Andererseits haben sie getrunken und trinken weiter, weil sie oft beruflich viel Gelegenheit dazu haben und weil ihnen dieses Trinken gesellschaftliche Genüsse und gehobene Gemütszustände einbringt, auf die sie nicht verzichten wollen. Bei Beta-Alkoholikern hat sich weder eine körperliche noch eine seelische Abhängigkeit entwickelt; auch haben Beta-Alkoholiker die Kontrollfähigkeit über ihr Trinken nicht verloren. Da ihr regelmäßiger und meist beträchtlicher Alkoholkonsum selten zu eindeutigen Räuschen führt, ist es schwer, ihnen zu der Einsicht zu verhelfen, daß ihre gesundheitlichen, familiären, wirtschaftlichen und zum Teil auch sozialen Schwierigkeiten von ihrem Alkoholkonsum herrühren. In vielen Fällen bleibt diese Alkoholismusform ohne besonders auffällige Zeichen einer Verschlimmerung während eines ganzen Lebens bestehen.

Bei Alpha- und Beta-Alkoholikern treten nach plötzlichem Alkoholentzug keine Entzugserscheinungen (Unruhe, Angstzustände, Zittern, Schwitzen, Durchfall) auf. Auch sind diese Alkoholiker nicht süchtig und nicht als alkoholkrank zu bezeichnen. Damit soll nicht gesagt werden, der nichtsüchtige Alkoholiker sei kein kranker Mensch, aber seine Krankheit ist nicht die Trunksucht. Sein unmäßiges Trinken ist ein Zeichen für eine tiefer liegende Problematik, meist einer seelischen Krankheit oder Fehlhaltung. Beta-Alkoholismus kann jedoch auch zu den beiden nachfolgend beschriebenen Formen des Gamma- oder Delta-Alkoholismus führen.

III. *Gamma-Alkoholismus:*

Gamma-Alkoholiker unterliegen einem Krankheitsprozeß, der im Anfangsstadium den Zustandsbildern des Alpha-Alkoholismus gleicht.
Durch vermehrtes Erleichterungstrinken und daraus resultierende Verminderung der seelischen Tragfähigkeit fällt es den Gamma-Alkoholikern immer schwerer, normale Belastungen angemessen durchzustehen und zu verarbeiten. Sie alkoholisieren sich immer stärker und häufiger. Bei Gamma-Alkoholikern gibt es ein deutliches Fortschreiten von der seelischen zur körperlichen Abhängigkeit und eindeutige Verhaltensänderungen. Bei ihnen treten folgende Entwicklungsstadien auf:

1. Eine erworbene und gesteigerte Gewebswiderstandsfähigkeit gegen Alkohol.

2. Der Zellstoffwechsel entwickelt eine dem Alkoholkonsum entsprechende Anpassungsfähigkeit.

3. Nach dem Trinken von Alkohol tritt ein „starkes Verlangen" nach mehr Alkohol auf, d. h. es kommt zu der schon früher erworbenen seelischen Abhängigkeit eine körperliche Abhängigkeit hinzu. Aus diesem Grund treten auch nach plötzlichem Absetzen von Alkohol Entzugserscheinungen (Unruhe, Zittern, Schwitzen, Angstzustände usw.) auf.

4. Der Kontrollverlust tritt ein, d. h. nach dem Konsum kleinster Alkoholmengen treibt sie ein „starkes Verlangen" zu weiterem Trinken von Alkohol, bis sie berauscht sind oder bis sie innere bzw. äußere Umstände zwingen, mit dem Trinken aufzuhören. Kontrollverlust bedeutet also nicht, daß jeder Alkoholgenuß bei den Betroffenen zwangsläufig mit einem Rausch endet, sondern zeigt an, daß die Fähigkeit verloren gegangen ist, zu jeder Zeit, an jedem

Ort und in jeder Situation mit dem Trinken aufhören zu können.

Gamma-Alkoholiker können zwar unter bestimmten Umständen nach Zeiten des täglichen und unmäßigen Alkoholkonsums Zeiten völliger Alkoholenthaltsamkeit durchstehen, aber sobald sie auch nur eine kleine Menge Alkohol trinken, geraten sie über kurz oder lang wieder in Perioden unmäßigen Trinkens.

Sie können in ihrer abstinenten Zeit zwar entscheiden, ob sie anfangen wollen zu trinken oder nicht. Wenn sie jedoch zu trinken beginnen, zeigt es sich, daß sie meistens sehr bald wieder unmäßig trinken müssen. Der Kontrollverlust, wie er sich bei Gamma-Alkoholikern besonders deutlich zeigt, ist das kritische Symptom der Alkoholsucht. Dieses Symptom ist auch das Zeichen dafür, daß ein Alkoholiker süchtig geworden ist. In diesem Stadium ist die körperlich-seelische Schädigung soweit vorgeschritten, daß von einer Alkoholkrankheit gesprochen werden muß. Eine Heilung im Sinne einer Rückbildung zum unversehrten Ausgangspunkt ist nicht mehr möglich; das bedeutet: Die frühere Fähigkeit, mäßig trinken zu können, ging endgültig verloren. Jeder Versuch, mäßig trinken zu wollen — auch nach jahrelanger völlig alkoholfreier Lebensführung —, endet früher oder später in der schädigenden Unmäßigkeit.

Die Form des Gamma-Alkoholismus ist in Deutschland am auffälligsten und am häufigsten anzutreffen. Diese Form verursacht auch die vielschichtigsten Schäden sowohl im leib-seelischen Bereich des Süchtigen als auch in allen zwischenmenschlichen, wirtschaftlichen und sozialen Bereichen.

Es muß nicht heißen: Endstation Alkohol-Delirium

Für die Alkoholiker bedeutet es oft einen heilsamen Schock, wenn man sie selbst herausfinden läßt, wie weit die Sucht bei ihnen fortgeschritten ist.

(zu Text S. 36)

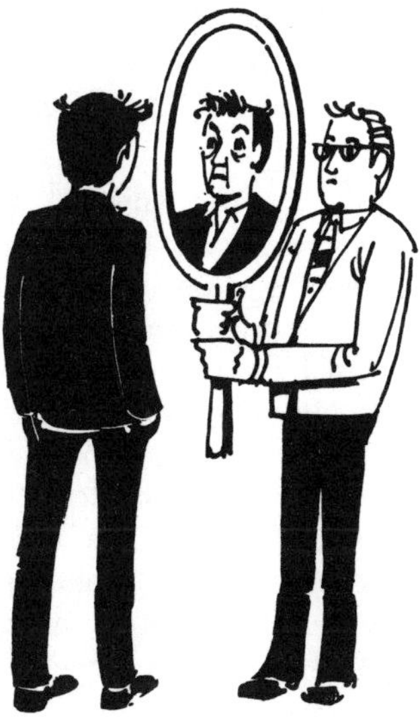

IV. *Delta-Alkoholismus:*

Bei Delta-Alkoholikern liegt eine zweite, undeutlichere, aber nicht weniger problematische Form des Kontrollverlustes vor. Ihr Kontrollverlust besteht in der „Unfähigkeit zur Alkohol-Enthaltsamkeit".

Bei Delta-Alkoholikern zeigen sich die ersten drei Merkmale, die beim Gamma-Alkoholismus beschrieben wurden.

1. Erworbene und gesteigerte Gewebswiderstandsfähigkeit gegen Alkohol.

2. Eine Anpassungsfähigkeit des Zellstoffwechsels an Alkohol.

3. Entzugs-Symptome als Zeichen eines deutlichen Fortschreitens von der seelischen zur körperlichen Abhängigkeit.

4. Das „Nicht-mehr-aufhören-Können" in abgewandelter Form wird als weiteres Merkmal erkennbar. Da bei dem Versuch, Trinkpausen einzulegen, bei Delta-Alkoholikern sofort schwere Entzugserscheinungen auftreten, sehen sie sich genötigt, ständig für einen entsprechenden Alkohol-Spiegel zu sorgen. Im Gegensatz zu den Gamma-Alkoholikern verlieren sie nicht die Kontrolle darüber, wann und wieviel sie zu einem bestimmten Zeitpunkt trinken wollen. In der Regel können sie sich auch über Jahre den gegebenen Umständen anpassen, ohne grob auffällig zu werden. Jedoch ist es ihnen wegen ihrer schweren Entzugserscheinungen nicht möglich, ohne fachgerechte Hilfe den Alkohol total abzusetzen.

Der Delta-Alkoholismus hat die Eigenschaft, seine Opfer „schleichend" zu schädigen. Delta-Alkoholiker haben sich durch ihren gewohnheitsmäßig hohen Alkoholkonsum oft über Jahrzehnte hin schwer vergiftet. Neben den schon

beim Beta-Alkoholismus zum Teil erwähnten Organschäden treten häufig als Folge dieser Vergiftungen des Zentral-Nervensystems Abbauerscheinungen der Gesamtpersönlichkeit auf:
Charakterveränderungen, eingeengte Erlebnisfähigkeit, Verlust von geistigen Fähigkeiten bis hin zur Verblödung, zu Geistes- und Anfallskrankheiten.
Ähnlich wie bei den Beta-Alkoholikern verdecken meist die Organschäden der Delta-Alkoholiker das wirkliche Krankheitsbild. Weil diese Süchtigen mit ihrem Versagen im zwischenmenschlichen und sozialen Bereich — seltener im wirtschaftlichen Bereich — erst sehr spät auffällig werden, gewinnen sie auch sehr spät — wenn überhaupt — eine Einsicht in ihre katastrophale Lage. Um Heilungsprozesse einzuleiten, ist eine totale Alkohol-Enthaltsamkeit unumgänglich. Der Alkoholentzug sollte wegen der akuten Gefahr von körperlichen Zusammenbrüchen (besonders des Delirium-Tremens) unter ärztliche Aufsicht gestellt werden.

V. *Epsilon-Alkoholismus:*

Epsilon-Alkoholiker sind Personen, die periodisch von inneren Krisen (Unruhezuständen, grundlosen Verstimmungen) überfallen werden. Vielfach werden sie Perioden-Trinker genannt. Durch wiederholtes Zuflucht-nehmen zum Alkohol entwickelt sich auch bei ihnen eine Abhängigkeit. Unter den genannten Zuständen berauschen sie sich, wobei ein Kontrollverlust eintritt, in dessen Folge es zu ungewöhnlichen Ausschreitungen kommt. Das Verlangen nach Berauschung tritt bei ihnen mit außergewöhnlicher Heftigkeit auf, so daß sie im Notfall auch zu den billigsten Alkoholsorten und zu technischen Produkten greifen. Ihre Trinktouren dauern meist mehrere Tage an. Danach sind sie wieder in der Lage, sich zu mäßigen oder sich völlig des Alkohols zu enthalten.

Epsilon-Alkoholikern ist wesentlich geholfen, wenn sie darüber aufgeklärt werden, daß der Alkohol für sie die ungeeignetste Medizin ist und daß ihre Unruhe — gekoppelt mit dem Gift Alkohol — zwangsläufig zu den schweren Ausschreitungen führen muß. Für Epsilon-Alkoholiker gibt es geeignetere Möglichkeiten, ihre Krisen abzufangen und durchzustehen, als in den Alkoholrausch zu flüchten.

Ob Epsilon-Alkoholismus eine Krankheit oder nur ein Symptom einer zugrundeliegenden Krankheit ist, kann bei dem gegenwärtigen wissenschaftlichen Kenntnisstand nicht eindeutig festgestellt werden.

Helfer in der Suchtkrankenarbeit sollten Epsilon-Alkoholiker unbedingt auf die Möglichkeit einer psychiatrischen Beratung aufmerksam machen.

IV. *Möglichkeiten der Hilfe:*

Aus der Praxis der Berufs-Suchtkrankenarbeit, besonders aber aus der Praxis der Abstinenzverbände wissen wir, daß Alkoholiker aller Alkoholismusformen ambulant erfolgreich beraten und behandelt werden können. Eine wesentliche Bedeutung kommt dabei einer person- und sachgerechten Aufklärung zu. Die totale Alkoholabstinenz ist bei jeder Alkoholismusform unbedingt anzustreben, da es ohne sie keinen dauerhaften Heilerfolg gibt. Darüber hinaus müssen Hilfen zur Lebensbewältigung angeboten werden.

Bei der Beratung und Behandlung muß vor allem auf die vielschichtigen Ursachen des süchtigen Verhaltens und der Sucht eingegangen werden. Ursprüngliche oder erworbene körperliche und seelische Schäden bedürfen einer Behandlung. Dabei kommt sowohl der ehrenamtlichen Helferarbeit als auch den Fachdisziplinen der Medizin, Psychotherapie, Psychiatrie und der Seelsorge eine besondere Bedeutung zu.

Vielfach zeigt es sich jedoch, daß die ambulanten Möglichkeiten nicht ausreichen, so daß eine stationäre Behandlung nötig ist.

Stationäre Behandlungsmöglichkeiten gibt es . . .

1. in Fachkliniken bzw. Offenen Heilstätten, in denen sich Alkoholiker auf völlig freiwilliger Basis behandeln lassen.
2. in Kliniken für Kurz-Kuren mit anschließender gruppentherapeutischer Weiterbehandlung.
3. in speziellen psychiatrischen Krankenhäusern, in denen ebenfalls Alkohol-Entziehungskuren durchgeführt werden.

Je früher Alkoholgefährdete und -kranke einer Beratung und Behandlung zugeführt werden, um so mehr darf mit einem Heilerfolg gerechnet werden.

Literatur-Nachweis:

E. M. Jellinek,
„The Disease Concept of Alcoholism",
College and University Press, New Haven, Conn., 1960

Dr. A. Habernoll,
„Das Problem des Alkoholismus",
Georg-Thieme-Verlag, Stuttgart

J. Odermatt,
„Alkohol heute",
SAS-Verlag, 1000 Lausanne 13

III Fragen an unsere Gesellschaft

Heinz Klement

Alkoholkonsum - nur aus Durst?

Schwedische Meinungsforscher befragten repräsentativ in neun verschiedenen Ländern Erwachsene und Jugendliche über 16 Jahren, ob sie abstinent, das heißt völlig alkoholfrei, leben.

Das Ergebnis war überraschend. In den USA bestätigten 32 % der Befragten, daß sie abstinent leben. Das bedeutet: jeder dritte befragte Amerikaner trinkt keinen Alkohol. In Schweden sind es 20 % und in Finnland 27 %.

Die Bundesrepublik Deutschland steht im Ergebnis dieser Befragung an letzter Stelle; lediglich 3 % bekannten sich zu einer alkoholfreien Lebensweise. Die schwedischen Meinungsforscher stellten außerdem fest, daß sie in der Bundesrepublik viel offenherzigere Antworten bekamen als in den USA. Sie folgerten daraus, daß bei uns das Trinken von Alkohol in allen Bevölkerungsschichten als durchaus „gesellschaftsfähig" gilt.

Die genannten Zahlen sollten uns veranlassen, unsere Haltung gegenüber den sogenannten Trinksitten zu überprüfen. Selbstverständlich ist der Alkohol an sich wertfrei, das heißt, er ist weder gut noch böse. Es liegt in der Hand des Menschen, wie er ihn gebraucht. Da aber der Alkohol immer mehr als ein allgemeines und anscheinend unentbehrliches Konsumgut Bedeutung gewinnt, wird er zu einer akuten Bedrohung unserer Gesellschaft.

Weithin wird der sogenannte mäßige Gebrauch des Alkohols als völlig harmlos angesehen. Dennoch liegt in ihm die Gefahr, daß immer mehr der ursprünglich Mäßigen, vor allem Frauen und Jugendliche, alkoholabhängig werden und so in die bedrohliche Nähe einer akuten Sucht geraten.

Schätzungsweise 2,5—3 % der Bevölkerung ist alkoholkrank. Für die Behandlung und Resozialisierung dieser Suchtkranken stehen zu wenig Mittel und auch Mitarbeiter zur Verfügung.

Außerdem sollten uns einige Tatsachen hellhörig machen: die unzählbaren familiären Probleme, die auf Alkoholmißbrauch zurückzuführen sind, die ständig steigende Zahl der alkoholbedingten Verkehrsunfälle, die unter Alkoholeinfluß begangenen Straftaten.

Diese Gegebenheiten machen es dringend erforderlich, daß alle verantwortlich denkenden Menschen ihre Einstellung zum Alkoholgebrauch überprüfen.

Warum ist es in unserem Land so selbstverständlich, alkoholische Getränke zu sich zu nehmen? Geschieht das nur des Durstes wegen? Gewiß, viele wollen mit einem Glas Bier nur ihren Durst löschen, sei es auf der staubigen Baustelle oder in der trockenen Büroluft, sei es beim Picknick oder abends beim Fernsehen. „Ein kühles Helles" macht den Durst angeblich erst schön. Ähnliche Redensarten werden uns seit Jahren durch die Alkoholwerbung eingehämmert. Immer mehr Menschen richten sich danach und verhelfen dadurch dem Bier zu einem unerhörten Prestige-Gewinn. Niemand kann es leugnen: Bier wurde in den letzten Jahren zum „Volksgetränk Nummer 1" und wird dadurch nicht umsonst „Weltmeister im Durstlöschen" genannt (vgl. Abb. S. 51).

Wenn bei feierlichen Anlässen oder kleinen Geselligkeiten Wein oder Sekt getrunken wird, wenn bei einer Gratulationscour oder bei kurzen Begegnungen ein Drink genommen wird, aus welchen Beweggründen geschieht es?
Man trinkt aus vielfältigem Anlaß: Weil es so Sitte ist, weil es zur Gewohnheit wurde, um Kontakte zu knüpfen, um Hemmungen zu überwinden. Aber auch um Ärger hinunterzuspülen und um kein Außenseiter zu sein. Bei manchen Gesprächen erlebt man in der Frage der Abstinenz eine deutliche Ablehnung. Meist aber zeigten die Gesprächspartner Verständnis. Nur — mitmachen, nein, das glauben sie nicht zu können oder wollen es nicht!
Ein Christ sagte: „Nein, ich kann nicht abstinent leben. Wenn ich Besuche mache und das angebotene Gläschen ablehne, halten mich die Leute für einen Sonderling und fassen kein Vertrauen zu mir." Eine Hausfrau meinte: „Wenn unsere Verwandten zu Besuch kommen, dann wollen sie Alkohol. Wenn ich ihnen nichts anbieten würde, wären sie verärgert und kämen vielleicht nicht wieder." Ein Geschäftsmann sagte: „Geschäftliche Verhandlungen ohne einen Drink sind für mich undenkbar."
Diese Antworten stammen von Menschen, die absolut frei von dem Verdacht sind, selbst eine anormale Neigung zum Alkohol zu haben. Aber sie und ungezählte andere schwimmen mit im Strom derer, die ohne nachzudenken Werbesprüche der Alkoholindustrie und die allgemein gültigen Trinksitten übernommen haben.
Andere begründen ihr Ja zum Alkohol mit der viel gerühmten Freiheit der Christen. Sie befürchten, durch die Abstinenz der Gesetzlichkeit Vorschub zu leisten oder selbst gesetzlich zu werden. Aber besteht nicht gerade darin die Freiheit des Christen, daß er auf durchaus Erlaubtes verzichten kann?
Weil nicht nur aus Durst getrunken wird, sondern aus

Alkoholkonsum – nur aus Durst?

Immer mehr Menschen – Opfer der Alkoholwerbung – verhelfen mit ihren Trinksitten den alkoholischen Getränken zu einem unerhörten Prestige-Gewinn.

(zu Text S. 49)

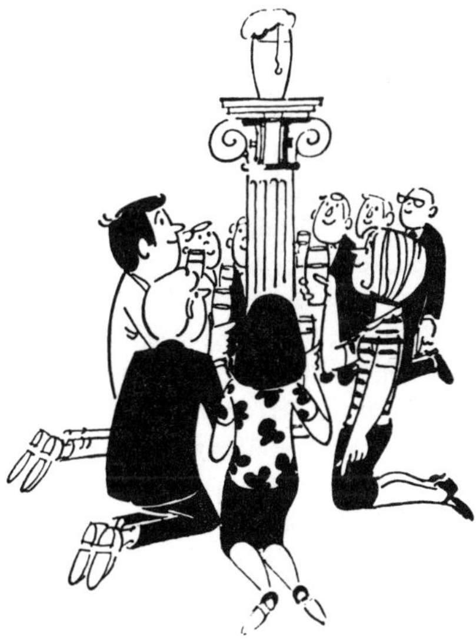

vielen anderen Motiven, nehmen die Auswirkungen des Alkoholkonsums immer häufiger krasse Formen an. Darum braucht es verantwortungsbewußte Christen, die zur Abstinenz und zur Hilfe bereit sind.

Fritz Katz

Bedrohte Minderheit

In unserem Land leben Tausende Alkoholkranke, die unter großem persönlichem Einsatz und durch umfassende Hilfsmaßnahmen von ihrem Suchtmittel frei geworden sind.
Gegenüber den noch süchtig Trinkenden und gegenüber denen, die normal und gewohnheitsmäßig Alkohol konsumieren, stellen sie eine bedrohte Minderheit dar. Für diese bedrohte Minderheit ebenso für jeden, der sich um diese Süchtig-Gewesenen gemüht hatte, ist es ein schweres Problem, daß viele dieser Alkoholiker nur wenige Monate oder Jahre vom Suchtmittelmißbrauch frei bleiben.
In den spezialisierten Fachkliniken für Alkoholkranke kann mit einem Kurerfolg zwischen 35 und 65 Prozent gerechnet werden. In weniger spezialisierten Krankeneinrichtungen und im Bereich der ambulanten Arbeit ist der Erfolg wesentlich geringer.
Bedeutend mehr Alkoholiker würden befreit bleiben, wenn sich unsere Gesellschaft diesem Personenkreis echt verpflichtet fühlen würde. Dafür ein Beispiel: Ehemalige Patienten aus Fachkliniken (Offenen Heilstätten) sind zu 70

bis 75 Prozent rückfallfrei geblieben, wenn sie von Helfern und Beratern aus abstinenten Gruppen eine Vor- und Nachbetreuung erfahren haben.

Von denen jedoch, die sich keiner Gruppe angeschlossen haben oder keine Möglichkeit dazu hatten, blieben nur ungefähr 10 Prozent vom Rückfall verschont. Weiter steht fest, daß es beinahe für jeden abstinent lebenden Alkoholiker eine Überbelastung bedeutet, wenn er nach gewonnenem Kampf gegen seine Sucht erneut von der Gesellschaft in eine Außenseiterrolle gedrängt wird.

Leider müssen wir den meisten Bürgern unseres Staates, leider auch Christen unserer Kirchen, anlasten, daß sie diese gefährdete Minderheit ehemals Süchtiger nicht ernst nehmen. Seit mehr als 90 Jahren haben nicht wenige Christen, Fachleute und Idealisten um Verständnis für Alkoholkranke geworben. Ihre Bitten um Hilfe bei persönlichen Kontakten, in Gemeinden, über den Funk, über das Fernsehen und durch die Zeitschriften sind aufs Ganze gesehen nicht gehört worden.

Nur ein verschwindend geringer Prozentsatz der Bevölkerung meidet alkoholische Getränke grundsätzlich. Viele der Abstinenten haben selbst einmal süchtig getrunken. Andere Abstinenten sind Angehörige von Süchtigen, bzw. Christen oder Humanisten innerhalb oder außerhalb der abstinenten Verbände. Die Mehrzahl der Bevölkerung verharrt jedoch in einer Haltung, wie sie Kain ausgedrückt hat: „Soll ich meines Bruders Hüter sein?" (1. Mose 4, 9).

Unsere Gesellschaft sollte doch dafür Verständnis aufbringen, daß eine Alkoholabstinenz von mehreren Wochen, daß eine sechsmonatige Alkohol-Entziehungskur, daß selbst mehrere Jahre der Bewährung aus einer seelisch sehr empfindsamen und verletzbaren Person nicht eine absolut stabile Persönlichkeit hervorbringen kann.

Viele Alkoholiker sind immer wieder starken Stimmungsschwankungen unterworfen. Andere werden oft von tiefer Verzweiflung erschüttert. Sie müssen noch mit den unverheilten Wunden in ihren Familien und Ehen fertig werden. Während der Suchtentwicklung des Alkoholkranken haben sich auch bei seinen Angehörigen Fehlhaltungen und oft seelische Krankheiten ausgebildet, deren Ausheilung mit großen Belastungen für den endlich Nüchtern-Gewordenen verbunden sind. Wenn nun der ehemals süchtig Trinkende keine Stützung durch verständige Menschen erfährt, kann ihm das alles untragbar werden. Erneut wird er von Unsicherheit und Angst befallen. Seine Spannungen, seine Rat- und Hilflosigkeit erscheinen mit der Zeit ausweglos. Ungewollt schleichen sich wieder Gedanken an den Alkohol ein, der wenigstens für einige Stunden Erleichterung schenkte. Er kämpft dagegen an. Trotzdem verlieren viele ihren Kampf um die Nüchternheit.

Außenstehenden sollte bekannt sein, daß der Süchtige, wenn auch täuschend, über lange Zeit in seinen Berauschungen Liebe, menschliche Wärme, Geborgenheit, Können, Wertschätzung und Selbstverwirklichung empfunden hat. Wir dürfen auch nicht vergessen, wie verlockend es ist, den mühevollen Kampf aufzugeben, um dies alles wieder zu erleben. Leider finden Alkoholiker viel zu selten solche Menschen, die verstehend auf sie eingehen und die aus dem Motiv des Helfens freiwillig die Alkohol-Abstinenz mit ihnen teilen.

Immer wieder müssen wir erfahren, daß selbst Ehepartner von Alkoholikern nicht auf alkoholische Getränke verzichten wollen, daß besonders Freunde von früher und Arbeitskollegen mit allerlei Verführungskünsten die ehemals Süchtigen bedrängen, doch wenigstens ein Glas mitzutrinken. Besonders von leicht Angetrunkenen werden diese Gefährdeten oft diskriminiert und geächtet.

Trotz sachlicher Darstellungen wurde es bis heute in unse-

rem Volksbewußtsein noch nicht aufgenommen, daß der Alkoholiker total abstinent leben muß, weil er die Fähigkeit, kontrolliert zu trinken, nie wieder erlangen kann.
Er darf nicht mehr zum Mittrinken genötigt werden. Das berühmte „Gläschen in Ehren" kann für ihn zur tödlichen Gefahr werden.
Weil das Leben dieser angefochtenen Minderheit unseres Volkes ernsthaft bedroht ist, sollte sie mehr Solidarität und helfendes Verständnis finden.

Helfen und Heilen

Eine Fachbuchreihe für die Suchtkrankenarbeit
herausgegeben für haupt- und ehrenamtliche Mitarbeiter in der Suchtkrankenhilfe, für Eltern und Erzieher, Ärzte und Seelsorger.

Band 1

Raymond Battegay

Vom Hintergrund der Süchte

72 Seiten, Taschenbuch, DM 4.80/sfr. 5.80
Prof. Dr. med. R. Battegay, leitender Arzt der Psychiatrischen Universitäts-Poliklinik Basel, klärt in dieser Schrift gut verständlich, was unter Süchtigkeit verstanden werden muß. Er gibt Einblick in die Ursachen und Beweggründe der Rauschgift-, Alkohol- und Medikamentenabhängigkeit und zeigt Möglichkeiten der Vorbeugung, Hilfe und Heilung.

Band 3

Gerhard Döffinger

Suchtkranke und Gemeinde

48 Seiten, Illustrationen, Taschenbuch, DM 3.80/sfr. 4.80
Der Verfasser, Pfarrer und Seelsorger einer Fachklinik für Alkoholkranke, tritt mit einer gründlichen biblischen Untersuchung Klischeevorstellungen über Alkoholiker entgegen und erinnert die christliche Gemeinde an ihre Verantwortung für die Suchtkranken. Er zeigt reiche Einsatzmöglichkeiten.

Die Reihe „Helfen und Heilen" wird fortgesetzt.

Blaukreuz-Verlag Wuppertal-Barmen
Blaukreuz-Verlag Bern